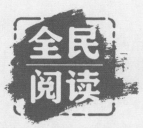

总 主 编
何清湖

常见病防治进家庭口袋本丛书

高血压

主编 / 郭志华

U0222985

全国百佳图书出版单位
中国中医药出版社
· 北 京 ·

图书在版编目（CIP）数据

高血压 / 何清湖总主编；郭志华主编 . —— 北京：
中国中医药出版社，2024.7. ——（全民阅读）. ——
ISBN 978 - 7 - 5132 - 8833 - 0

Ⅰ. R544.1-49

中国国家版本馆 CIP 数据核字第 2024QB9781 号

中国中医药出版社出版

北京经济技术开发区科创十三街 31 号院二区 8 号楼
邮政编码　100176
传真　010-64405721
北京盛通印刷股份有限公司印刷
各地新华书店经销

开本 787×1092　1/32　印张 3.25　字数 65 千字
2024 年 7 月第 1 版　2024 年 7 月第 1 次印刷
书号　ISBN 978 - 7 - 5132 - 8833 - 0

定价　29.80 元
网址　www.cptcm.com

服 务 热 线　010-64405510
购 书 热 线　010-89535836
维 权 打 假　010-64405753

微信服务号　zgzyycbs
微商城网址　https://kdt.im/LIdUGr
官 方 微 博　http://e.weibo.com/cptcm
天猫旗舰店网址　https://zgzyycbs.tmall.com

如有印装质量问题请与本社出版部联系（010-64405510）
版权专有　侵权必究

《全民阅读·常见病防治进家庭口袋本丛书》

编委会

"全民阅读"是国家重要的文化工程，是建设学习型社会的一项重要举措，有助于在全社会形成"多读书、读好书"的良好氛围和文明风尚。健康是老百姓最核心的追求之一，不仅与每个人、每个家庭息息相关，更关乎国家的繁荣与发展。人民健康是民族昌盛和国家富强的重要标志。建设"健康中国"战略有重要的意义，是实现"中国式现代化"的必然要求。

　　"中医药学包含着中华民族几千年的健康养生理念及其实践经验"，"是中华民族的伟大创造，是中国古代科学的瑰宝"。中医药学是我国珍贵的文化遗产，是打开中华文明宝库的钥匙，是中华文明得以延续和发展的重要保障，经历了数千年的沉淀与发展，直至今日依然熠熠生辉。中医药学积累了大量宝贵的健康养生理论及技术，如食疗、药疗、传统功法、情志疗法及外治法等，这些在我们的日常生活中处处可见，有着广泛的群众基础，为维护人民健康提供了重要保障。

2016 年 2 月 26 日，国务院印发《中医药发展战略规划纲要（2016—2030 年）》，其中明确指出，推动中医药进校园、进社区、进乡村、进家庭，将中医药基础知识纳入中小学传统文化、生理卫生课程，同时充分发挥社会组织作用，形成全社会"信中医、爱中医、用中医"的浓厚氛围和共同发展中医药的良好格局。为了科普中医药知识，促进全民健康，助力"健康中国"建设，世界中医药学会联合会慢病管理专业委员会组织全国专家学者编撰了《全民阅读·常见病防治进家庭口袋本丛书》。整套丛书包括 10 册，即《便秘》《感冒》《高血压》《冠心病》《颈椎病》《咳嗽》《失眠》《糖尿病》《痛风》《血脂异常》。我们希望通过《全民阅读·常见病防治进家庭口袋本丛书》向广大群众科普常见病的中医药防治知识，帮助老百姓更好地培养健康生活习惯，提高防病治病的能力。本套丛书在保证科学性与专业性的前提下，将介绍的内容趣味化（通俗易懂）、生活化（贴近实际）、方法化（实用性强）。

1. 科学性

作为科普丛书，科学性是第一要素。世界中医药学会联合会慢病管理专业委员会组织行业内的知名专家学者编撰本套丛书，并进行反复推敲与审校，确保科普知识的科学性、专业性与权威性。

2. 通俗性

本套丛书在编写过程中肩负着重要的使命，就是让深奥的中医药知识科普化，使博大精深的中医药理论妙趣横生，从而吸引读者。因此，我们对中医药理论进行反复"咀嚼"与加工，使文字简约凝练、通俗易懂，使内容图文并茂、形象生动。

3. 实用性

本套丛书内容贴近实际，凝集了老百姓日常生活中常遇到的健康问题，如糖尿病、高血压、痛风等，重视以具体问题为导向，不仅使读者产生共鸣，发现和了解生活中的常见健康问题，而且授之以渔，提供中医药干预思路，做到有方法、实用性强。

《全民阅读·常见病防治进家庭口袋本丛书》将"全民阅读"与"健康中国"两大战略工程相结合，由众多中医权威专家共同撰写，是适合全民阅读的大众科普读物的一次结集出版，对传播中医药文化、指导老百姓养生保健有很好的作用。在此特别感谢世界中医药学会联合会慢病管理专业委员会、湖南中医药大学、湖南医药学院等单位对本套丛书编撰工作的大力支持，对一直关心、关注、支持本套丛书的专家学者表示诚挚的感谢。

　　由于时间比较仓促，加之编者水平有限，本套丛书可能还存在一些不足之处，恳请广大读者提出宝贵的意见和建议，以便再版时修正。

世界中医药学会联合会慢病管理专业委员会会长
湖南中医药大学教授、博士生导师
湖南医药学院院长

何清湖

2024 年 4 月

高血压为临床常见病、多发病，随着经济、社会的不断进步和发展，人口老龄化日趋严重，居民的生活方式不断改变，高血压的发病率也在不断上升，且呈现年轻化趋势，严重影响人们的身心健康和生活质量，同时还给患者带来了巨大的经济负担，是威胁人民生命和健康的重大公共卫生问题之一。高血压的防治已成为当务之急，具有非常重要的现实意义。

　　"圣人不治已病治未病，不治已乱治未乱"，这是中医经典《黄帝内经》中提出的"治未病"思想，包含未病先防、既病防变、愈后防复三层含义，强调整体观念，防重于治，以防为先，防患于未然。高血压并不可畏，更不是绝症，可防可治可控，但有发病率高、致残率高、致死率高的特点，同时在防治方面存在知晓率低、治疗率低、控制率低的状况。作为临床医师，我们经常目睹患者或身边的朋友在遇到体检结果异常时和确诊疾病后的痛苦和无奈。不少人病前不知不防，病后不管不顾，因此我们深感作为临床医师，应当更多地在治疗之余，为大家宣讲普及防病、养生保健的知识，或排忧解难，或答疑解感，或指点迷津，帮助大家尽早了解高血压的防治知识，提升高血压疾病人群的自我保护认知水平，自觉改善生活方式，合理治疗，规范用药，控制各种危险因素。对于高血压，可药物治疗与非药物治疗相结合，双管齐下，双重作用，提高高血压疾病的防治效果，更好地助力养生保健，做到早发现，早诊断，早治疗，早康复。

本书强调中医治未病思想，倡导防重于治。书中介绍了肝阳上亢型、阴虚阳亢型、痰湿壅盛型、气虚血瘀型及阴阳两虚型高血压的常见表现，以及常用穴位、家常食物、常用中药、精选食疗方、家用中成药等内容，涉及穴位调养、饮食调养、药物调理，汇集了高血压的相关知识，涵盖了高血压人群最想知道、最需要重视的常见问题，内容通俗易懂，深入浅出，防治结合，以防为主，兼有科学性、实用性、知识性和趣味性。

本书适合高血压人群及基层医务人员阅读，希望对大家防病治病、保持身心健康有所帮助。本书如有错误或不当之处，敬请同道和读者不吝指正。

《高血压》编委会

2024 年 4 月

目　录

微信扫描二维码
有声点读新体验

控血压，养血管 21 招
血压不高，血管不堵

肝阳上亢型高血压调理 23 招
平肝潜阳，稳控血压

三 阴虚阳亢型高血压调理 24 招
滋养肝肾，血压不高

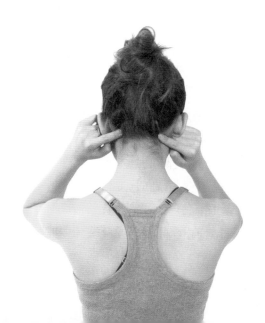

痰湿壅盛型高血压调理 23 招
祛湿化痰，调控血压

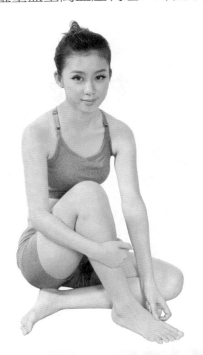

五 气虚血瘀型高血压调理 21 招
益气，活血化瘀

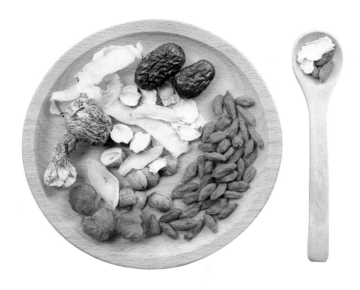

阴阳两虚型高血压调理 18 招

调补阴阳，管控血压

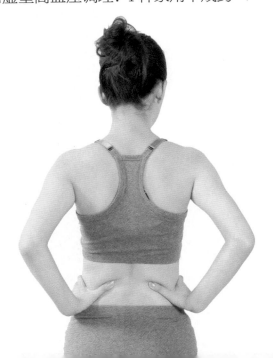

一

控血压，
养血管 21 招
血压不高，血管不堵

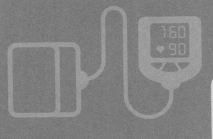

高血压有哪些常见表现

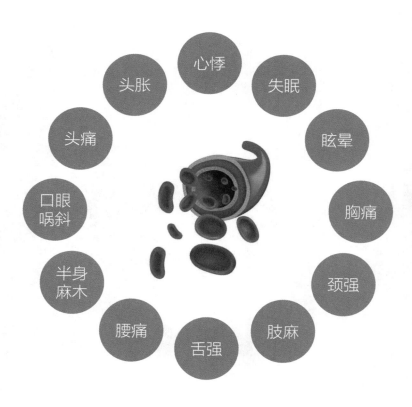

心悸

头胀

失眠

头痛

眩晕

口眼
㖞斜

胸痛

半身
麻木

颈强

腰痛

舌强

肢麻

控血压，养血管：6大常用穴位

对症按摩调理方

取穴原理	太冲穴是肝经的原穴，调控气血的运行，可疏肝理气，平降肝阳。
功效主治	疏肝理气，平肝潜阳。主治高血压、脑血管病、青光眼、头痛、眩晕、下肢痿痹等。
穴名解读	"太"，大。肝与冲脉相应，脉气合而盛大，故名"太冲"。

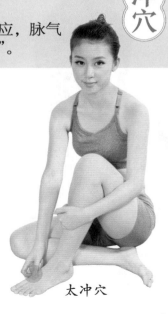

按揉太冲穴

操作方法

用拇指指腹按揉太冲穴3~5分钟，以有酸胀感为度。

定位

本穴位于足背，第1、2跖骨间，跖骨结合部前方凹陷中，或触及动脉搏动处。

太冲穴

<table>
<tr><td rowspan="3">按揉风池穴</td><td>取穴原理</td><td>风池穴是足少阳胆经、阳维脉的交会穴，不仅有助于疏调头部气机，还可平肝潜阳。</td></tr>
<tr><td>功效主治</td><td>平肝潜阳，疏风散邪。主治高血压、感冒、头痛、颈项强痛、目赤痛等。</td></tr>
<tr><td>穴名解读</td><td>"风"，风邪；"池"，池塘。该穴在枕骨下，局部凹陷如池，是祛风的要穴，故名"风池"。</td></tr>
</table>

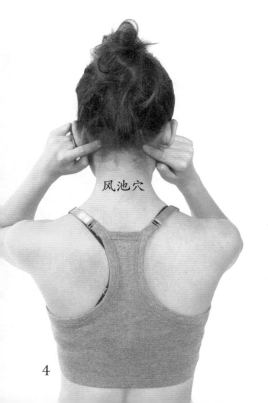

风池穴

操作方法

用两手食指指腹按揉风池穴 3~5 分钟，以有酸胀感为度。

定位

本穴在颈后区，枕骨之下，胸锁乳突肌与斜方肌上端之间的凹陷中。

取穴原理	百会穴居于颠顶，为诸阳之会，可调诸阳之气，平降肝火。
功效主治	平降肝火。主治头痛、眩晕、头重脚轻、高血压、失眠、健忘等。
穴名解读	"百"，多；"会"，交会。头为诸阳之会，该穴为足太阳经与督脉的交会处，百病皆治，故名"百会"。

按揉百会穴

操作方法

食、中二指并拢，用指腹按揉百会穴 3~5 分钟，以有酸胀感为度。

定位

本穴位于头部，前发际正中直上 5 寸。

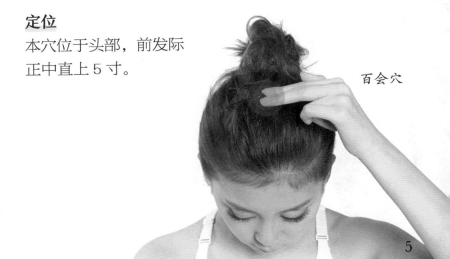

百会穴

按揉合谷穴

取穴原理
合谷是手阳明大肠经的原穴，是脏腑经气驻留的部位，与三焦有密切关系，是调畅人体气血、开达上焦的要穴，可疏风解表。

功效主治
清泻阳明，理气降压。主治高血压、鼻炎、头痛、齿痛、咽喉肿痛、耳聋、中风等。

穴名解读
"合"，汇、聚；"谷"，两山之间的空隙。从三间穴天部层次横向传来的水湿云气至本穴后汇聚形成强大的水湿云气场，故名"合谷"。

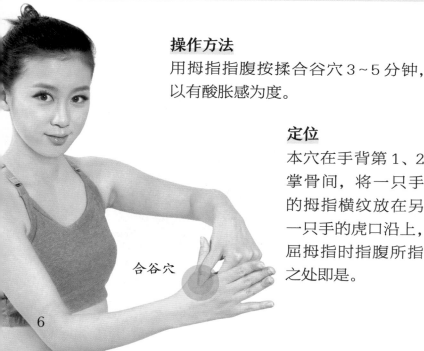

合谷穴

操作方法
用拇指指腹按揉合谷穴 3~5 分钟，以有酸胀感为度。

定位
本穴在手背第 1、2 掌骨间，将一只手的拇指横纹放在另一只手的虎口沿上，屈拇指时指腹所指之处即是。

取穴原理	曲池穴为手阳明经合穴，可清泻阳明，理气降压。
功效主治	行气和血，理气降压。主治高血压、肩肘关节疼痛、上肢瘫痪、荨麻疹、流行性感冒等。
穴名解读	"曲"，屈曲；"池"，水的围合之处、汇合之所。脉气流注此穴时，似水注入池中；又因取穴时屈肘，横纹头有凹陷，形似浅池，故名"曲池"。

按揉曲池穴

操作方法

用拇指指腹按揉曲池穴3~5分钟，以有酸胀感为度。

定位

本穴在肘区，寻找该穴时屈肘成90°，先找到肘横纹终点，再找到肱骨外上髁，两者连线的中点处即是。

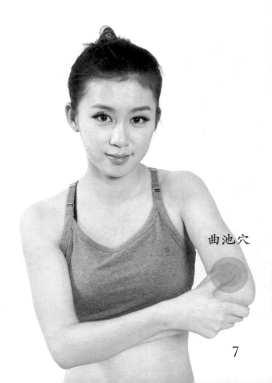

曲池穴

按揉三阴交穴

取穴原理
三阴交穴是脾经、肾经、肝经这三条阴经的交会穴，可调补肝、脾、肾，以治其本。

功效主治
调补肝、脾、肾。主治高血压、糖尿病、脾胃虚弱、月经不调等。

穴名解读
"三阴"，足三阴经；"交"，交会。足部三条阴经中的气血物质在该穴交会。该穴物质有脾经提供的湿热之气，有肝经提供的水湿风气，有肾经提供的寒冷之气，三条阴经之气血交会于此，故名"三阴交"。

操作方法
用拇指指腹按揉三阴交穴3~5分钟，以有酸胀感为度。

定位
本穴在小腿内侧，足内踝尖上3寸（即除拇指外其余4根手指并起来的宽度），胫骨内侧缘后方。

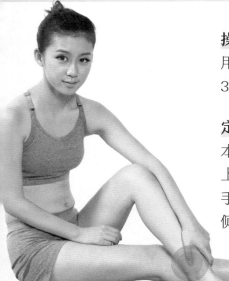

三阴交穴

控血压，养血管：4 种家常食物

香蕉

性味归经： 性寒，味甘；归肺、胃、大肠经。

功能： 清热解毒，润肺滑肠。用于高血压、血管硬化等。

用法： 生食、榨汁。

禁忌： 脾胃虚寒、便溏腹泻者不宜多食或生食。

芹菜

性味归经： 性凉，味辛、甘；归肝、胃、膀胱经。

功能： 平肝清热。用于高血压所致之头晕、头痛等。

用法： 炒食、凉拌。

禁忌： 血压低、脾胃虚寒、腹泻者不宜过多食用。

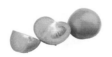

番茄

性味归经： 性凉，味甘、酸；归肝、胃经。

功能： 生津止渴，健胃消食。用于高血压、眼底出血等。

用法： 炒食、生食、煲汤。

禁忌： 脾胃虚寒者不宜多食。

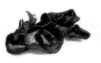

木耳

性味归经： 性平，味甘；归肺、胃、肝经。

功能： 补气养血。用于高血压、眼底出血等。

用法： 炒食、做汤羹、凉拌。

禁忌： 腹泻者不宜多食。

其他家常食物： 蘑菇、茄子、海参、小麦等。

控血压，养血管：
4 种常用中药

牡蛎

性味归经： 性微寒，味咸、涩；归肝、胆、肾经。

功效主治： 平肝潜阳。用于阴虚阳亢等。

用法： 10～30 克，煎服，宜打碎先煎。

钩藤

性味归经： 性凉，味甘；归肝、心包经。

功效主治： 息风止痉，清热平肝。用于肝热动风等。

用法： 3～12 克，煎服，宜后下且不宜久煎。

禁忌： 无风热及实热者慎用。

玉米须

性味归经： 性平，味甘；归肝、肾、膀胱经。

功效主治： 利水消肿，平肝利胆。用于肝阳头痛、阳黄、阴黄等。

用法： 15～30 克，煎服。

禁忌： 低血压、低血糖患者，以及尿频尿急者慎用。

天麻

性味归经： 性平，味甘；归肝经。

功效主治： 息风止痉，平抑肝阳，祛风通络。用于各种肝风内动、眩晕等。

用法： 3～10 克，煎服。或研末冲服，每次 1～1.5 克。

禁忌： 阴虚血虚者慎用。

药食同源，稳控血压：3 道精选食疗方

材料：牡蛎肉 200 克，番茄 100 克。

调料：胡椒粉、葱末各适量，盐 2 克。

做法：

1 牡蛎肉用少许盐抓去杂质，清洗干净，再沥干水分；番茄放入开水中烫一下，去皮，切块。

2 炖锅内倒入清水烧开，放入番茄块，加入盐、胡椒粉，最后将牡蛎肉、葱花入锅，煮至牡蛎肉熟即可。

番茄炖牡蛎

平肝潜阳，调控血压

功效

牡蛎有平肝潜阳、滋阴益血的功效；番茄能降脂降压、抗菌消炎。二者搭配能保肝利胆，辅助调理高血压。

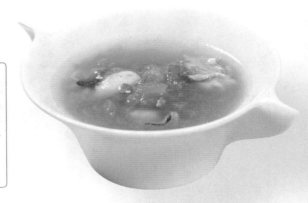

玉米须西瓜香蕉汤

材料： 西瓜 300 克，香蕉 1 根，玉米须少许。

调料： 冰糖适量。

做法：

1 玉米须洗净；香蕉去皮，切块；西瓜取瓤去籽，切块。

2 将玉米须、西瓜块和香蕉块一同放入砂锅中，加适量水煮 10 分钟即可。

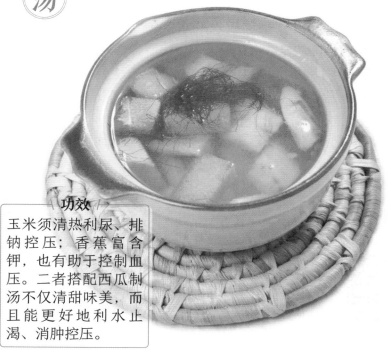

功效

玉米须清热利尿、排钠控压；香蕉富含钾，也有助于控制血压。二者搭配西瓜制汤不仅清甜味美，而且能更好地利水止渴、消肿控压。

材料：天麻5克，钩藤6克，绿茶5克。

做法：

1 天麻、钩藤洗净，加适量清水煎煮2次，去渣。

2 用上述汁液冲泡绿茶，盖严杯盖浸泡5~10分钟，每日1次，代茶饮用即可。

温馨提示：本方应在医生指导下使用。

祛风通络，控血压

天麻钩藤茶

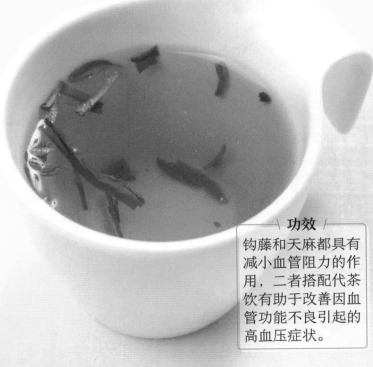

| 功效 |

钩藤和天麻都具有减小血管阻力的作用，二者搭配代茶饮有助于改善因血管功能不良引起的高血压症状。

控血压，养血管：
4 种家用中成药

1 镇脑宁胶囊

平肝潜阳。用于肝阳上亢所致之头胀痛、眩晕、心烦易怒、口苦、胁痛、夜眠不宁等。

3 杞菊地黄丸

补肾滋阴。用于高血压伴眩晕、神疲健忘、腰膝酸软、遗精耳鸣、五心烦热等偏阴虚者。

2 天麻钩藤颗粒

平肝潜阳。用于肝阳上亢所致之眩晕耳鸣、头痛且胀（每因烦劳或恼怒而加重），以及肢麻震颤、失眠多梦、急躁易怒、面部潮红等。

4 牛黄降压丸

平肝潜阳，清炎息风。用于高血压伴眩晕耳鸣、头痛且胀（每因烦恼或恼怒而加重），以及面部潮红、急躁易怒、少寐多梦、口苦等。

温馨提示：中成药应在医生指导下使用，下同。

二

肝阳上亢型
高血压调理23招
平肝潜阳，稳控血压

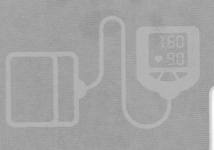

肝阳上亢型高血压
有哪些常见表现

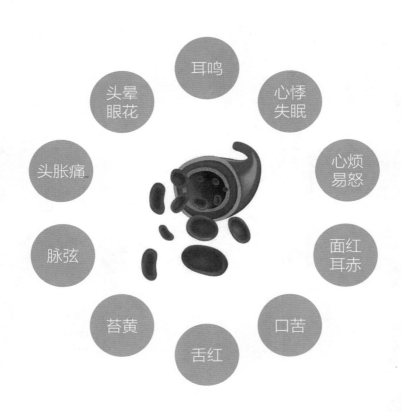

耳鸣

心悸失眠

头晕眼花

心烦易怒

头胀痛

面红耳赤

脉弦

口苦

苔黄

舌红

肝阳上亢型高血压调理：7 大常用穴位

对症按摩调理方

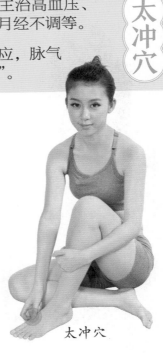

取穴原理	太冲穴是肝经的原穴，调控气血的运行，能疏肝理气，平降肝阳。
功效主治	平肝泄热，疏肝养血。主治高血压、口苦咽干、目赤肿痛、月经不调等。
穴名解读	"太"，大。肝与冲脉相应，脉气合而盛大，故名"太冲"。

按揉太冲穴

操作方法
用拇指指腹按揉太冲穴 3～5 分钟，以有酸胀感为度。

定位
本穴位于足背，第 1、2 跖骨间，跖骨结合部前方凹陷中，或触及动脉搏动处。

太冲穴

<table>
<tr><td rowspan="3">按揉风池穴</td><td>取穴原理</td><td>风池穴是足少阳胆经、阳维脉的交会穴。"头目风池主"，风池穴不仅有助于疏调头部气机，还可平肝潜阳。</td></tr>
<tr><td>功效主治</td><td>平肝潜阳，疏风散邪。主治高血压、感冒、头痛、颈项强痛、目赤痛等。</td></tr>
<tr><td>穴名解读</td><td>"风"，风邪；"池"，池塘。该穴在枕骨下，局部凹陷如池，是祛风的要穴，故名"风池"。</td></tr>
</table>

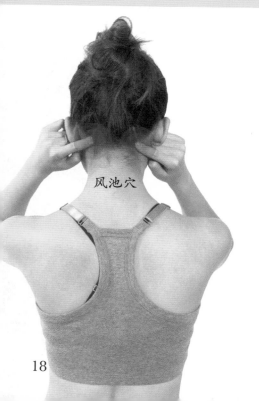

风池穴

操作方法

用两手食指指腹按揉风池穴3~5分钟，以有酸胀感为度。

定位

本穴在颈后区，枕骨之下，胸锁乳突肌与斜方肌上端之间的凹陷中。

18

取穴原理	百会穴位于人体最高处，又是足太阳经与督脉的交会处，因此该穴为人体阳气盛极之处，按摩该穴可调诸阳之气，平降肝火。
功效主治	平降肝火，通经活络。主治高血压、头痛、头晕、惊悸、失眠、健忘等。
穴名解读	"百"，多；"会"，交会。头为诸阳之会，该穴是足太阳经与督脉的交会处，百病皆治，故名"百会"。

操作方法

食、中二指并拢，用指腹按揉百会穴 3~5 分钟，以有酸胀感为度。

定位

本穴位于头部，前发际正中直上 5 寸。

百会穴

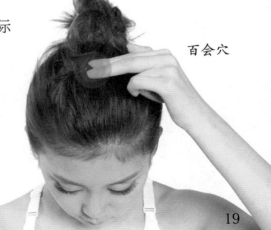

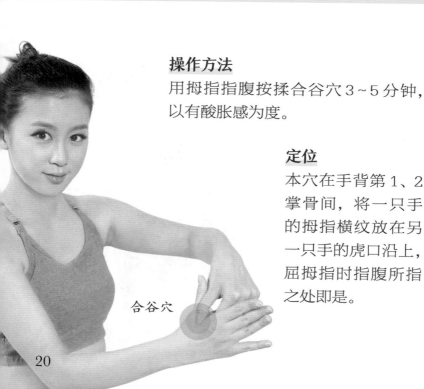

按揉合谷穴

取穴原理｜合谷穴是调畅人体气血功能、开达上焦的要穴，可疏风解表。

功效主治｜调气活血，理气降压。主治高血压、头痛、牙痛、咽喉肿痛、目赤肿痛、鼻炎等。

穴名解读｜"合"，汇、聚；"谷"，两山之间的空隙。从三间穴天部层次横向传来的水湿云气至本穴后汇聚形成强大的水湿云气场，故名"合谷"。

操作方法
用拇指指腹按揉合谷穴 3～5 分钟，以有酸胀感为度。

定位
本穴在手背第 1、2 掌骨间，将一只手的拇指横纹放在另一只手的虎口沿上，屈拇指时指腹所指之处即是。

合谷穴

取穴原理	曲池穴是手阳明大肠经的合穴，有疏风清热、行气和血、理气降压的作用。
功效主治	清泻阳明，理气降压。主治高血压、感冒、外感发热、咳嗽、腹痛、手臂肿痛等。
穴名解读	"曲"，屈曲；"池"，水的围合之处、汇合之所。脉气流注此穴时，似水注入池中；又因取穴时屈肘，横纹头有凹陷，形似浅池，故名"曲池"。

操作方法

用拇指指腹按揉曲池穴3~5分钟，以有酸胀感为度。

定位

本穴在肘区，寻找该穴时屈肘成90°，先找到肘横纹终点，再找到肱骨外上髁，两者连线的中点处即是。

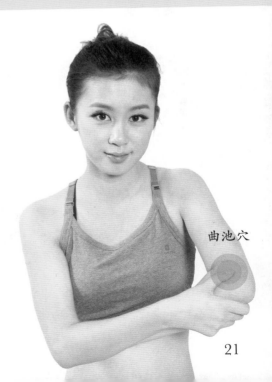

曲池穴

21

取穴原理	行间穴为肝经之荥穴，五行属火，能泄肝热、平肝阳。
功效主治	清泻肝火，行气止痛。主治高血压、目赤、头痛等。
穴名解读	"行"，行走、流动；"间"，二者当中。从大敦穴传来的湿重水气至本穴后吸热并循肝经向上传输，气血物质遵循其应有的道路而行，故名"行间"。

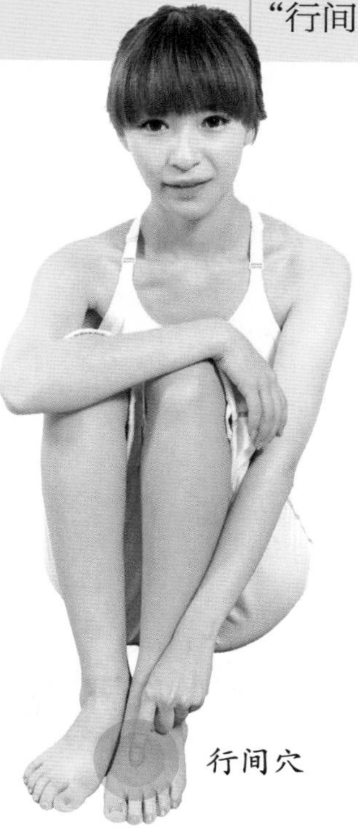

操作方法

用食指指腹按揉行间穴3~5分钟，以有酸胀感为宜。

定位

本穴在足背侧，第1、2趾间，趾蹼缘后方赤白肉际处。

行间穴

取穴 原理	曲泉穴为足厥阴肝经之合穴，五行属水，有清泻肝火、平冲降逆之功。
功效 主治	疏肝理气，调肝和血。主治高血压、头痛、目眩、下肢痿痹等。
穴名 解读	"曲"，隐秘；"泉"，泉水。从膝关穴传来的水湿之气，至本穴后呈聚集之状，大量的水湿如隐藏于天部之中，故名"曲泉"。

操作方法

用拇指指腹按揉曲泉穴3～5分钟，以有酸胀感为度。

定位

本穴在膝部，屈膝时可见膝关节内侧面横纹端，横纹头上方凹陷处即是。

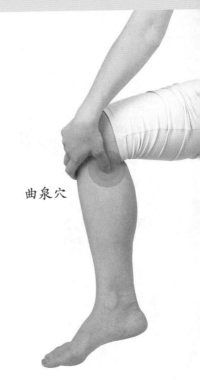

曲泉穴

肝阳上亢型高血压调理：4种家常食物

菠菜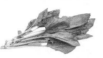

性味归经：性平，味甘；归肝、大肠、胃经。

功能：平肝。用于高血压导致的头痛目眩、慢性便秘等。

用法：炒食、凉拌。

禁忌：痛风急性发作期不宜食用。

荠菜

性味归经：性凉，味甘；归肝、脾、肺经。

功能：平肝，清热。用于高血压等。

用法：炒食、煮粥、煲汤。

芹菜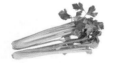

性味归经：性凉，味辛、甘；归肝、胃、膀胱经。

功能：平肝清热，祛风利湿。用于高血压所致之头晕、头痛等。

用法：炒食、凉拌。

禁忌：血压低、脾胃虚寒、腹泻者不宜过多食用。

藕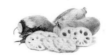

性味归经：性寒，味甘；归心、肝、脾、胃经。

功能：清热生津，凉血散瘀。用于热病口渴、衄血、下血、热淋等。

用法：生食、炒食，煮食。

其他家常食物：蘑菇、海蜇等。

肝阳上亢型高血压调理：4 种常用中药

菊花

性味归经：性微寒，味甘、苦；归肺、肝经。

功效主治：平抑肝阳，清肝明目。用于高血压、头痛眩晕等。

用法：5~10 克，煎服。或泡茶，煮粥，入丸、散剂。

禁忌：阳虚或头痛而恶寒者忌用。

天麻

性味归经：性平，味甘；归肝经。

功效主治：息风止痉，平抑肝阳，祛风通络。用于各种肝风内动，是治疗眩晕的良药。

用法：3~10 克，煎服。或研末冲服，每次 1~1.5 克。

禁忌：阴虚血虚者慎用。

牡蛎

性味归经：性微寒，味咸；归肝、胆、肾经。

功效主治：平肝潜阳。用于阴虚阳亢等。

用法：10~30 克，煎服，宜打碎先煎。

钩藤

性味归经：性凉，味甘；归肝、心包经。

功效主治：息风止痉，清热平肝。用于肝热风动等。

用法：3~12 克，煎服，宜后下且不宜久煎。

禁忌：无风热及实热者慎用。

药食同源，平肝潜阳：4 道精选食疗方

清肝凉血

荠菜拌蛋皮

材料： 荠菜 200 克，鸡蛋 1 个。

调料： 盐 1 克，香油 2 克，蒜蓉少许，植物油适量。

做法：

1 荠菜择洗干净，入沸水中焯 30 秒，捞出，晾凉，沥干水分，切段；鸡蛋磕入碗内，打散。

2 煎锅置火上，倒入植物油烧至五成热，淋入蛋液煎成薄蛋皮，盛出，切丝，放入荠菜段和蛋皮丝，加盐、香油、蒜蓉调味即可。

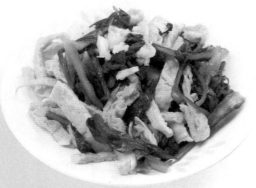

功效

荠菜有凉肝平肝的功效，搭配鸡蛋凉拌不仅清香可口，而且有助于调理肝阳上亢型高血压。

材料：菠菜 200 克，绿豆芽 100 克。

调料：葱花、盐、植物油各适量。

做法：

1 菠菜择洗干净，入沸水中焯烫 30 秒，捞出，过冷水后切段；绿豆芽择洗干净，入沸水中焯去豆腥味，捞出。

2 炒锅置火上，倒入适量植物油，待油烧至七成热，放入葱花炒香，再放入菠菜段和绿豆芽翻炒均匀，最后用盐调味即可。

菠菜炒绿豆芽

平肝滋阴，清热解毒

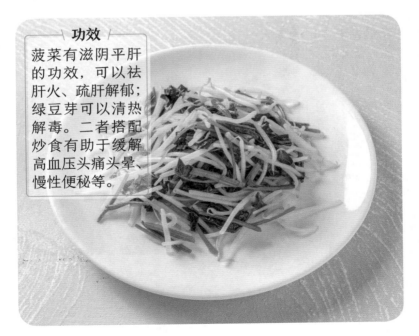

功效

菠菜有滋阴平肝的功效，可以祛肝火、疏肝解郁；绿豆芽可以清热解毒。二者搭配炒食有助于缓解高血压头痛头晕、慢性便秘等。

平肝镇痛

天麻蒸蛋羹

材料：鸡蛋 150 克，天麻 10 克。

调料：盐、芝麻油、葱花各 5 克。

做法：

1 鸡蛋打入蒸盘内；天麻烘干打成细粉。

2 将葱花、天麻粉、盐、芝麻油放入鸡蛋蒸盘内拌匀，加适量清水。

3 将蒸盘放入蒸笼内大火蒸 3 分钟左右，再以中小火蒸 5 分钟即可。

┤ **功效** ├

天麻平肝息风、止痹痛，加鸡蛋制成鸡蛋羹营养美味，而且对肝阳上亢所致之神经性头痛等有明显的镇痛效果。

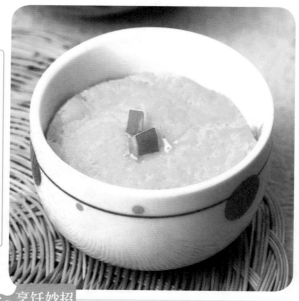

烹饪妙招

天麻的主要成分为天麻苷，遇热极易挥发，因此不宜久煮。

材料： 小米60克，绿豆30克，菊花2克。

做法：

1 绿豆洗净后用水浸泡4小时；小米、菊花分别洗净。

2 锅内加适量清水烧开，加入绿豆，大火煮开后加小米，转小火煮40分钟，加入菊花，继续煮5分钟即可。

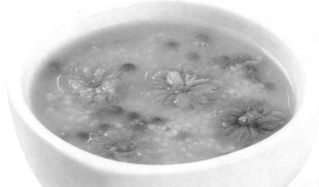

┤ **功效** ├

菊花有平抑肝阳、清肝明目的功效，搭配绿豆和大米煮粥可用于调理头昏脑涨、目赤肿痛、咽痛及高血压等。

烹饪妙招

如果觉得菊花味苦，煮粥时可加入适量蜂蜜调味。

29

肝阳上亢型高血压调理：4种家用中成药

1 牛黄降压丸

平肝安神，清心化痰。 用于心肝火旺，痰热壅盛所致之头晕目眩、头痛失眠、烦躁不安及高血压见上述症状者。

3 复方羚羊角降压片

平肝泄热。 用于肝火上炎，肝阳上亢所致之头晕、头胀、头痛、耳鸣等高血压病患者。

2 天麻钩藤颗粒

平肝息风，清热安神。 用于肝阳上亢所致之头痛、眩晕、耳鸣、眼花、震颤、失眠及高血压见上述症状者。

4 天母降压片

平肝潜阳。 用于肝阳上亢型高血压所致之头痛、眩晕、心悸、心烦、失眠等。

三

阴虚阳亢型
高血压调理24招
滋养肝肾，血压不高

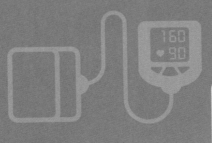

微信扫描二维码
有声点读新体验

阴虚阳亢型高血压
有哪些常见表现

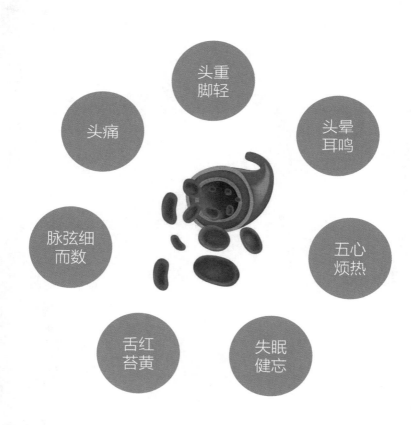

头重脚轻

头晕耳鸣

头痛

五心烦热

脉弦细而数

舌红苔黄

失眠健忘

阴虚阳亢型高血压调理：8大常用穴位

对症按摩调理方

取穴原理	太冲穴是肝经的原穴，调控气血的运行，按揉此穴有疏肝理气、通调三焦气机的功效。
功效主治	疏肝理气，平降肝阳。主治高血压、头痛、眩晕、口苦咽干、目赤肿痛等。
穴名解读	"太"，大。肝与冲脉相应，脉气合而盛大，故名"太冲"。

按揉太冲穴

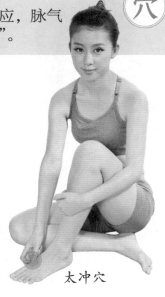

太冲穴

操作方法
用拇指指腹按揉太冲穴3~5分钟，以有酸胀感为度。

定位
本穴位于足背，第1、2跖骨间，跖骨结合部前方凹陷中，或触及动脉搏动处。

按揉风池穴	**取穴原理** 中医讲"头目风池主"，风池穴有助于调理头部气机，平肝潜阳。
	功效主治 平肝息风，祛风散毒。主治高血压、感冒、头痛、眩晕、颈项强痛、目赤痛等。
	穴名解读 "风"，风邪；"池"，池塘。该穴在枕骨下，局部凹陷如池，是祛风的要穴，故名"风池"。

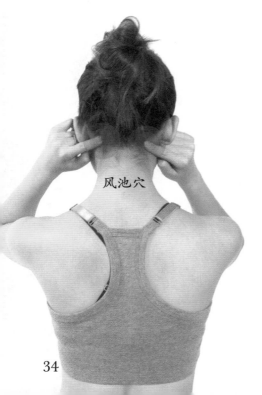

风池穴

操作方法

用两手食指指腹按揉风池穴 3~5 分钟，以有酸胀感为度。

定位

本穴在颈后区，枕骨之下，胸锁乳突肌与斜方肌上端之间的凹陷中。

取穴原理	百会穴居于颠顶，为诸阳之会，按揉此穴可调诸阳之气，平降肝火。
功效主治	平降肝火，调节阴阳平衡。主治头痛、眩晕、头重脚轻、高血压、失眠、健忘、焦躁等。
穴名解读	"百"，多；"会"，交会。头为诸阳之会，该穴是足太阳经与督脉的交会处，百病皆治，故名"百会"。

按揉百会穴

操作方法

食、中二指并拢，用指腹按揉百会穴 3~5 分钟，以有酸胀感为度。

定位

本穴位于头部，前发际正中直上 5 寸。

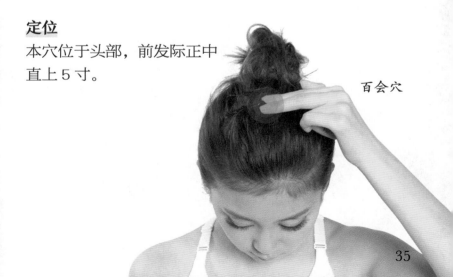

百会穴

按揉合谷穴	**取穴原理** 合谷穴是调畅人体气血、开达上焦的要穴，可疏风解表。
	功效主治 通经活络，理气降压。主治高血压、头痛、牙痛、咽喉肿痛、目赤肿痛、鼻塞、疲倦等。
	穴名解读 "合"，汇、聚；"谷"，两山之间的空隙。从三间穴天部层次横向传来的水湿云气至本穴后汇聚形成强大的水湿云气场，故名"合谷"。

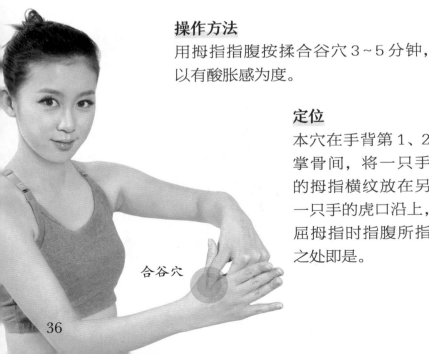

操作方法

用拇指指腹按揉合谷穴 3~5 分钟，以有酸胀感为度。

定位

本穴在手背第 1、2 掌骨间，将一只手的拇指横纹放在另一只手的虎口沿上，屈拇指时指腹所指之处即是。

合谷穴

取穴原理	曲池穴是手阳明大肠经的合穴，有清泻阳明、行气和血、理气降压的作用。
功效主治	清热和营，祛风通络。主治高血压、半身不遂、感冒、咳嗽、气喘、腹痛等。
穴名解读	"曲"，屈曲；"池"，水的围合之处、汇合之所。脉气流注此穴时，似水注入池中；又因取穴时屈肘，横纹头有凹陷，形似浅池，故名"曲池"。

按揉曲池穴

操作方法

用拇指指腹按揉曲池穴3~5分钟，以有酸胀感为度。

定位

本穴在肘区，寻找该穴时屈肘成90°，先找到肘横纹终点，再找到肱骨外上髁，两者连线的中点处即是。

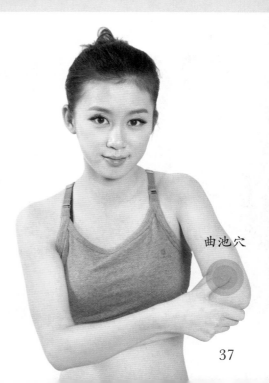

曲池穴

按揉三阴交穴

取穴原理	三阴交穴是脾经、肾经、肝经的交会穴，此穴可治此三条经上的病症，可调补肝、脾、肾，以治其本。
功效主治	调补肝肾，安神益血。主治高血压、神经性皮炎、失眠、神经衰弱等。
穴名解读	"三阴"，足三阴经；"交"，交会。足部三条阴经中的气血物质在该穴交会。该穴物质有脾经提供的湿热之气，有肝经提供的水湿风气，有肾经提供的寒冷之气，三条阴经之气血交会于此，故名"三阴交"。

操作方法

用拇指指腹按揉三阴交穴
3~5分钟，以有酸胀感为度。

定位

本穴在小腿内侧，足内踝尖
上3寸（即除拇指外其余4根
手指并起来的宽度），胫骨内
侧缘后方。

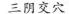

三阴交穴

取穴原理	肾俞穴是肾的背俞穴，内应肾脏，是肾气转输之处，是治疗肾脏疾病的重要腧穴。
功效主治	滋阴益肾。主治半身不遂、腰痛、腰膝酸软、疲劳、健忘等。
穴名解读	"肾"，肾脏；"俞"，同"输"。肾脏的寒湿水气由此外输膀胱经，故名"肾俞"。

按揉肾俞穴

操作方法
用两手拇指指腹按揉肾俞穴3~5分钟，以有酸胀感为度。

定位
本穴在脊柱区，第2腰椎棘突下，后正中线旁开1.5寸。

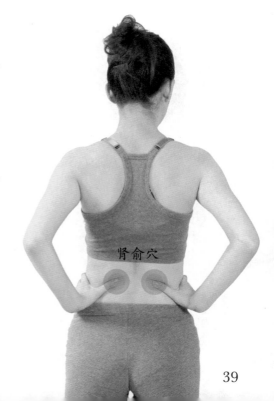

肾俞穴

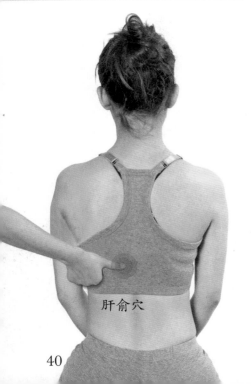

按揉肝俞穴

取穴原理
肝俞穴是肝的背俞穴，因其内应肝脏，是肝气转输之处，故为治疗肝脏疾病之重要腧穴。

功效主治
益气养肝。主治眩晕、癫狂、痫证、夜盲、目赤痛、脊背痛、胃痛、腹泻等。

穴名解读
"肝"，肝脏；"俞"，同"输"。肝脏的水湿风气由此外输膀胱经，故名"肝俞"。

操作方法
用拇指指腹按揉肝俞穴3~5分钟，以有酸胀感为度。

定位
本穴在脊柱区，第9腰椎棘突下，后正中线旁开1.5寸。

肝俞穴

阴虚阳亢型高血压调理：4 种家常食物

小麦

性味归经： 性凉，味甘；归心、脾、肾经。

功能： 养心安神，益气护肝。用于咳喘、自汗、失眠等。

用法： 煮粥、制作面食。

海参

性味归经： 性温，味甘、咸；归肝、肾经。

功能： 清血，补肝肾，提高免疫力。用于预防高血压及脑血管疾病等。

用法： 煲汤、凉拌、清蒸。

禁忌： 脾胃虚弱及腹泻者忌食。

黑芝麻

性味归经： 性平，味甘；归肝、肾、大肠经。

功能： 补肝肾，益精血，润肠燥。用于肝肾不足、须发早白、病后体虚、眩晕等。

用法： 煮粥、制丸、榨油等。

禁忌： 不要服食过多，以免导致肠滑腹泻。

桑椹

性味归经： 性寒，味甘、酸；归肝、肾经。

功能： 补肝益肾，滋阴息风。用于肝肾阴亏、消渴便秘、目暗耳鸣、心悸失眠、须发早白、关节不利等。

用法： 熬膏、打汁、煎汤。

禁忌： 脾胃虚寒、大便溏泄者慎用。

阴虚阳亢型高血压调理：4种常用中药

鳖甲

性味归经：性微寒，味咸；归肝、肾经。

功效主治：滋阴潜阳，退热除蒸，软坚散结。用于阴虚发热、骨蒸盗汗等。

用法：9～24克，煎服，先煎。

禁忌：孕妇及脾胃虚寒者忌用。

女贞子

性味归经：性凉，味甘、苦；归肝、肾经。

功效主治：滋补肝肾。用于肝肾阴虚、腰膝酸软等。

用法：6～12克，煎服。或入丸、散剂。

禁忌：脾胃虚寒泄泻者忌用。

石斛

性味归经：性微寒，味甘；归胃、肾经。

功效主治：益胃生津，滋阴清热。用于阴虚发热、腰膝无力、吐血、咳喘等。

用法：6～12克，或鲜品15～30克，煎服。

禁忌：脾胃虚寒、大便溏薄、舌苔厚腻者忌用。

熟地黄

性味归经：性微温，味甘；归肝、肾经。

功效主治：养血滋阴，补精益髓。用于肾阴亏虚所致之遗精、盗汗、脱发、腰膝酸软等。

用法：9～15克，煎服。入丸、散、膏剂时适量。

禁忌：气滞痰多、脘腹胀痛、食少便溏者忌用。

药食同源，滋补肝肾：3 道精选食疗方

材料：女贞子 10 克，蜂蜜 30 克。

做法：女贞子放入锅中，加水适量，小火煎煮 20 分钟，去渣取汁，调入蜂蜜即可。

| 功效 |

女贞子可补肾滋阴、养肝明目。加蜂蜜煎煮饮用可缓解头晕、耳鸣、两目昏暗、须发早白等。

温馨提示： 本方应在医生指导下使用。

女贞子蜂蜜饮

补肾滋阴，软化血管

海参烩菜花

补肾清血，提高免疫力

材料：海参 150 克，菜花 300 克。

调料：蒜末、蚝油、盐、水淀粉、植物油各适量。

做法：

1 菜花洗净，掰成小朵，焯水备用；海参洗净，切块。

2 锅里加油烧热，爆香蒜末，倒入海参拌炒，放菜花，然后放入蚝油、盐及适量水，出锅前倒入水淀粉勾芡即可。

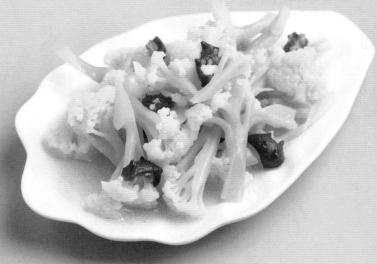

| 功效 |

菜花含有蛋白质、膳食纤维等，能够抗癌防癌、清理血管、增强免疫力；海参是补肾清血的优质食材。二者搭配，有助于预防高血压。

材料：荞麦 50 克，南瓜 100 克，大米、
　　　板栗肉各 40 克。

做法：

1 南瓜去皮去瓤，洗净，切小块；荞麦
洗净，浸泡 4 小时；大米洗净，浸泡
30 分钟；板栗肉洗净，掰小块。

2 锅内加适量清水烧开，放入荞麦、大
米、板栗肉，大火煮开后转小火煮 40
分钟，加南瓜块煮至米烂粥熟即可。

益气补肾，降压控糖

板栗荞麦南瓜粥

—| 功效 |—

板栗补肾强筋，
活血止血；南瓜
补中益气。二者
搭配大米和荞麦
煮粥，可降压降
糖，调理腰膝酸
软无力。

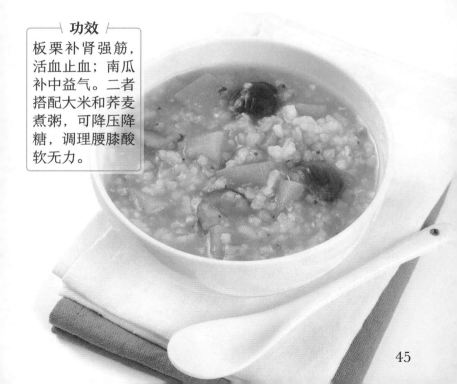

阴虚阳亢型高血压调理：5种家用中成药

1 左归丸
滋肾补阴。用于真阴不足所致之腰酸膝软、盗汗、神疲口燥等。

4 杜仲降压片
补肾，平肝，清热。用于肾虚肝旺之高血压病。

2 杞菊地黄丸
滋补肝肾，益精明目。用于肝肾两虚所致之头晕目眩、视物昏花、两目干涩、腰膝酸软等。

5 大补阴丸
滋阴降火，固精安神。用于阴虚火旺导致的潮热盗汗、咳嗽、耳鸣、遗精等。

3 复方首乌地黄丸
滋阴，平肝补肾。用于以腰膝酸软、头痛眩晕为主要表现的高血压病。

四

痰湿壅盛型
高血压调理23招
祛湿化痰，调控血压

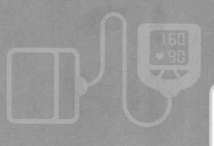

痰湿壅盛型高血压
有哪些常见表现

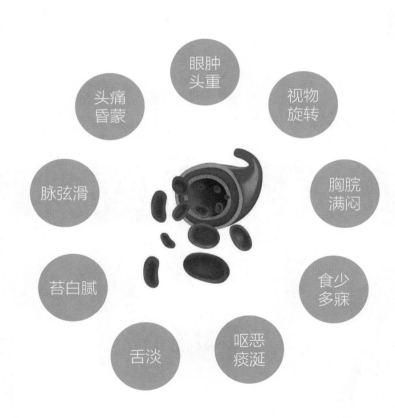

眼肿头重

头痛昏蒙

视物旋转

脉弦滑

胸脘满闷

苔白腻

食少多寐

舌淡

呕恶痰涎

痰湿壅盛型高血压调理：8 大常用穴位

对症按摩调理方

取穴原理	风池穴属足少阳胆经，是治疗风邪的重要穴位，有助于调理头部气机，平肝潜阳。
功效主治	平肝潜阳。主治高血压、视网膜出血、感冒、失眠、鼻炎等。
穴名解读	"风"，风邪；"池"，池塘。该穴在枕骨下，局部凹陷如池，是祛风的要穴，故名"风池"。

按揉风池穴

操作方法
用两手食指指腹按揉风池穴3~5分钟，以有酸胀感为度。

定位
本穴在颈后区，枕骨之下，胸锁乳突肌与斜方肌上端之间的凹陷中。

风池穴

<table>
<tr><td rowspan="3">按揉太冲穴</td><td>取穴原理</td><td>太冲穴是肝经的原穴，肝经的水湿风气由此向上冲行，有疏肝理气、平降肝阳的功效。</td></tr>
<tr><td>功效主治</td><td>平肝息风，健脾化湿。主治高血压、头痛、眩晕、咽痛咽干、下肢痿痹等。</td></tr>
<tr><td>穴名解读</td><td>"太"，大。肝与冲脉相应，脉气合而盛大，故名"太冲"。</td></tr>
</table>

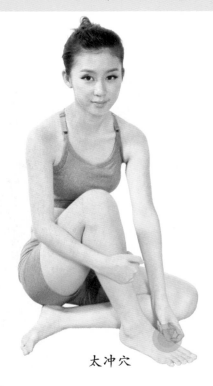

太冲穴

操作方法

用拇指指腹按揉太冲穴3~5分钟，以有酸胀感为度。

定位

本穴位于足背，第1、2跖骨间，跖骨结合部前方凹陷中，或触及动脉搏动处。

取穴原理	百会穴居于颠顶，为诸阳之会，是人体督脉上的重要穴位之一。按揉此穴可调诸阳之气，平肝息风。
功效主治	平肝降火，升阳益气，清脑安神。主治头痛、头重脚轻、高血压、眩晕、失眠、健忘、焦躁等。
穴名解读	"百"，多；"会"，交会。头为诸阳之会，该穴是足太阳经与督脉的交会处，百病皆治，故名"百会"。

按揉百会穴

操作方法

食、中二指并拢，用指腹按揉百会穴 3~5 分钟，以有酸胀感为度。

定位

本穴位于头部，前发际正中直上 5 寸。

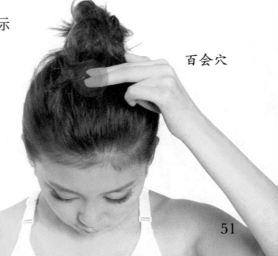

百会穴

按揉合谷穴

取穴原理	合谷穴是调畅人体气血、开达上焦的要穴，可清泻阳明、理气降压。
功效主治	通经活络，活血镇痛。主治高血压、头痛、牙痛、咽喉肿痛、目赤肿痛等。
穴名解读	"合"，汇、聚；"谷"，两山之间的空隙。从三间穴天部层次横向传来的水湿云气至本穴后汇聚形成强大的水湿云气场，故名"合谷"。

操作方法
用拇指指腹按揉合谷穴3~5分钟，以有酸胀感为度。

定位
本穴在手背第1、2掌骨间，将一只手的拇指横纹放在另一只手的虎口沿上，屈拇指时指腹所指之处即是。

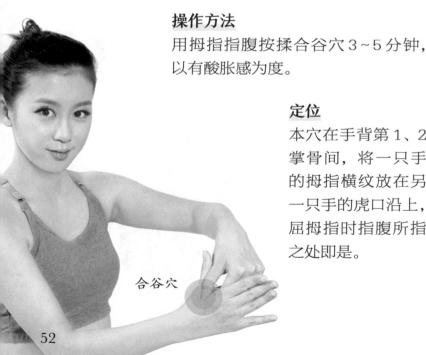

合谷穴

取穴原理	曲池穴为手阳明经合穴，可清泄肺热，利咽止痛。
功效主治	清泄肺热，通经活络。主治高血压、感冒、外感发热、咳嗽、癫狂、上肢不遂等。
穴名解读	"曲"，屈曲；"池"，水的围合之处、汇合之所。脉气流注此穴时，似水注入池中；又因取穴时屈肘，横纹头有凹陷，形似浅池，故名"曲池"。

按揉曲池穴

操作方法

用拇指指腹按揉曲池穴 3~5 分钟，以有酸胀感为度。

定位

本穴在肘区，寻找该穴时屈肘成 90°，先找到肘横纹终点，再找到肱骨外上髁，两者连线的中点处即是。

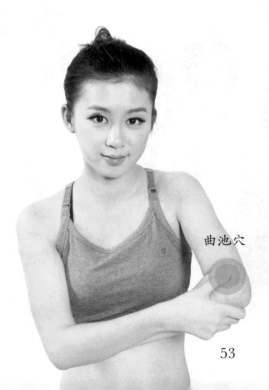

曲池穴

按揉三阴交穴

取穴原理	三阴交穴是脾经、肾经、肝经的交会穴，此穴可治此三条经络上的病症，可调补肝、脾、肾，以治其本。
功效主治	调补肝肾，调控血压。主治高血压、脾胃虚弱、消化不良、水肿、失眠、神经衰弱等。
穴名解读	"三阴"，足三阴经；"交"，交会。足部三条阴经中的气血物质在该穴交会。该穴物质有脾经提供的湿热之气，有肝经提供的水湿风气，有肾经提供的寒冷之气，三条阴经之气血交会于此，故名"三阴交"。

操作方法

用拇指指腹按揉三阴交穴3~5分钟，以有酸胀感为度。

定位

本穴在小腿内侧，足内踝尖上3寸（即除拇指外其余4根手指并起来的宽度），胫骨内侧缘后方。

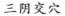

三阴交穴

取穴原理	丰隆穴是足阳明胃经的络穴，为化痰之要穴。按摩此穴能把脾胃浊湿像打雷下雨一样排出去。
功效主治	活血通络。主治头痛、眩晕、痰多咳嗽、咽痛、胸痛、腹痛、水肿、下肢痿痹等。
穴名解读	"丰隆"，象声词，为"轰隆"之义。从条口穴、上巨虚穴、下巨虚穴传来的水湿云气至本穴后化雨而降，且降雨量大，如雷雨之轰隆有声，故名"丰隆"。

操作方法

用食指指腹按揉丰隆穴 3~5 分钟，以有酸胀感为度。

定位

本穴在小腿外侧，外踝尖上 8 寸，胫骨前肌的外缘。

丰隆穴

<table>
<tr><td rowspan="3">按揉中脘穴</td><td>取穴原理</td><td>中脘穴为胃之募穴，可健脾利湿。</td></tr>
<tr><td>功效主治</td><td>健脾益气，和胃化湿。主治胃脘痛、腹胀、吞酸等。</td></tr>
<tr><td>穴名解读</td><td>"中"，中部，又有中央之义；"脘"同"管"。穴属胃募，位居心蔽骨与脐连线的正中，内部为胃的中部，主治胃疾，故名"中脘"。</td></tr>
</table>

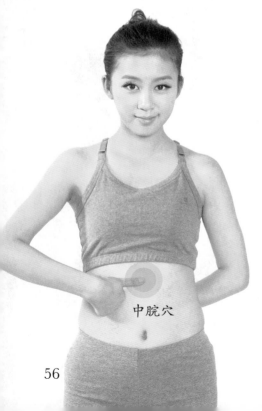

中脘穴

操作方法

用拇指指腹按揉中脘穴
3~5分钟，以有酸胀感
为度。

定位

本穴位于上腹部，前正
中线上，脐上4寸。

糯米

性味归经： 性温，味甘；归脾、胃、肺经。

功能： 补中健脾。用于脾胃虚弱等。

用法： 蒸食、煮食。

禁忌： 胃溃疡患者不宜食用糯米及糯米制品。

土豆

性味归经： 性平，味甘；归胃、大肠经。

功能： 益气健脾，调中和胃。用于脾胃虚寒等。

用法： 蒸煮、煎炒、红烧。

禁忌： 腹痛、腹胀者及哮喘病患者不宜食用。

大麦

性味归经： 性凉，味甘；归脾、胃、膀胱经。

功能： 健脾和胃。用于脾胃虚弱等。

用法： 泡水、熬粥、做面食。

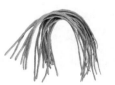

豆角

性味归经： 性平，味甘；归脾、胃经。

功能： 健脾利湿。用于脾胃虚弱等。

用法： 炒食、凉拌。

痰湿壅盛型高血压调理：4 种常用中药

陈皮

性味归经： 性温，味辛、苦；归脾、肺经。

功效主治： 理气健脾，燥湿化痰。用于脾胃气滞之脘腹胀痛、恶心呕吐等。

用法： 5～10 克，煎服。

禁忌： 脾虚无积滞者不宜服用。

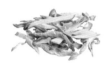

佛手

性味归经： 性温，味辛、苦、酸；归肝、胃、脾、肺经。

功效主治： 疏肝理气，和胃止痛，燥湿化痰。用于胸胁胀痛、脾胃气滞等。

用法： 3～10 克，煎服。

禁忌： 阴虚火旺者慎用。

白术

性味归经： 性温，味苦、甘；归脾、胃经。

功效主治： 燥湿利水，健脾益气。用于脾胃虚弱、痰饮、水肿、泄泻等。

用法： 6～12 克，煎服。

禁忌： 阴虚燥渴、气滞胀闷者不宜服用。

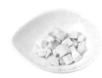

茯苓

性味归经： 性平，味甘、淡；归心、肺、肾、脾经。

功效主治： 健脾补中。用于脾虚湿盛等。

用法： 10～15 克，煎服。

禁忌： 孕妇及脾胃虚寒者忌用。

药食同源，祛湿化痰：3道精选食疗方

材料： 豆角 150 克。

调料： 蒜末、醋各 10 克，盐 2 克，橄榄油 5 克。

做法：

1 豆角去头尾，洗净，入沸水中焯熟，捞出过凉，切成段。

2 将豆角段倒入盘中，加入蒜末、醋、盐、橄榄油，拌匀即可。

清热化痰

凉拌豆角

---| **功效** |---

豆角清热化痰；橄榄油可提鲜，减少钠的摄入。二者搭配凉拌不仅味道鲜美，而且有助于调理痰湿壅盛型高血压及咳嗽痰多等。

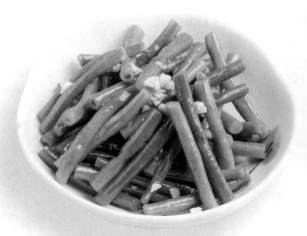

白术肉桂栗子粥

健脾祛湿，化痰

材料：肉桂、干姜各 10 克，白术 20 克，甘草 6 克，山药 30 克，茯苓 15 克，去壳栗子、糯米各 50 克。

做法：将肉桂、干姜、白术、甘草放进砂锅中加水浸泡，文火先煎 30 分钟后倒出药汁，加水文火再煎 20 分钟后将药汁倒出来，将两次药汁合在一起后倒进砂锅，再放入山药、茯苓、去壳栗子、糯米，用文火炖煮成粥。

温馨提示： 本方应在医生指导下使用。

| 功效 |

白术有利尿、扩张血管的作用；肉桂温通经脉；山药生津益肺、化痰。此粥能促进钠的排出，起到预防高血压的作用。

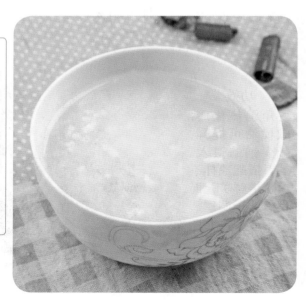

材料： 佛手 10 克，菊花 5 克。

做法： 将上述材料放入砂锅中，锅中加适量的水，用火煮开，将汤液倒入碗中，代茶饮，每周 3~4 次，可加入一些白糖调味。

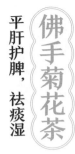

佛手菊花茶

平肝护脾，祛痰湿

| 功效 |

佛手有疏肝解郁、化痰止咳、祛风清热的作用；菊花能散风清热、平肝明目。二者搭配煮茶，能清肝解郁、祛痰除湿，还能调理高血压。

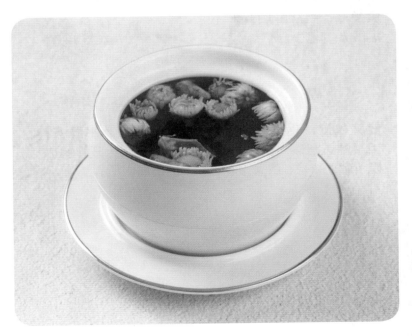

痰湿壅盛型高血压调理：4种家用中成药

1 蛇胆陈皮口服液

燥湿祛痰，健脾和胃。
用于高血压伴眩晕见头重如蒙、胸闷恶心、少食多寐、舌苔白腻、脉濡滑者。

2 半夏天麻丸

健脾祛湿，化痰息风。
用于脾虚湿盛，痰浊内阻所致之眩晕、头痛等。

3 眩晕宁冲剂

健脾利湿，益肝补肾。
用于痰湿中阻，肝肾不足引起的头晕等。

4 牛黄降压丸

清心化痰、平肝安神。
用于心肝火旺、痰热壅盛的高血压。

五

气虚血瘀型
高血压调理21招
益气，活血化瘀

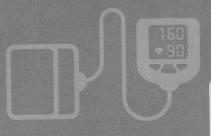

气虚血瘀型高血压有哪些常见表现

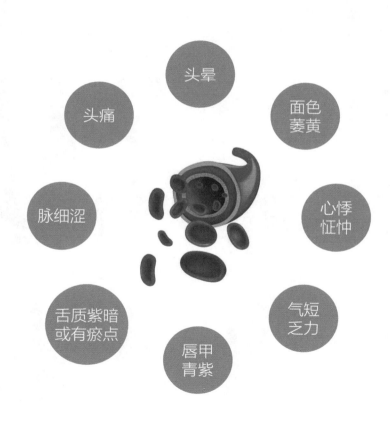

头晕

头痛

面色萎黄

脉细涩

心悸怔忡

舌质紫暗或有瘀点

唇甲青紫

气短乏力

气虚血瘀型高血压调理：6大常用穴位

对症按摩调理方

取穴原理	风池穴属足少阳胆经，是治疗风邪的重要穴位，有清头明目、祛风解毒、通利空窍之功。
功效主治	平肝潜阳。主治高血压、头痛、颈项强痛、口眼㖞斜等。
穴名解读	"风"，风邪；"池"，池塘。该穴在枕骨下，局部凹陷如池，是祛风的要穴，故名"风池"。

按揉风池穴

操作方法

用两手食指指腹按揉风池穴3~5分钟，以有酸胀感为度。

定位

本穴在颈后区，枕骨之下，胸锁乳突肌与斜方肌上端之间的凹陷中。

风池穴

<table>
<tr><td rowspan="3">按揉太冲穴</td><td>取穴
原理</td><td>太冲穴是肝经的原穴，是人体的重要保健穴之一，有"消气穴"之称，能平肝解郁，补气养血。</td></tr>
<tr><td>功效
主治</td><td>疏肝解郁，健脾化湿。主治高血压、头痛、眩晕、下肢痿痹、胁痛腹胀、月经不调等。</td></tr>
<tr><td>穴名
解读</td><td>"太"，大。肝与冲脉相应，脉气合而盛大，故名"太冲"。</td></tr>
</table>

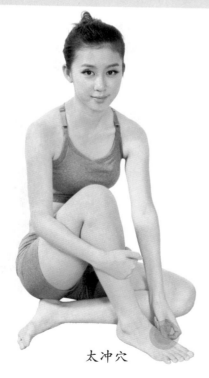

太冲穴

操作方法

用拇指指腹按揉太冲穴3~5分钟，以有酸胀感为度。

定位

本穴位于足背，第1、2跖骨间，跖骨结合部前方凹陷中，或触及动脉搏动处。

取穴原理	百会穴位于头顶部正中央，是"三阳五会"之一，能够通达全身阴阳脉络，有开窍醒脑、回阳固脱、升阳举陷之功。
功效主治	平降肝火，升阳益气。主治高血压、神经衰弱、精神分裂症、鼻炎、健忘、焦躁等。
穴名解读	"百"，多；"会"，交会。头为诸阳之会，该穴是足太阳经与督脉的交会处，百病皆治，故名"百会"。

操作方法

食、中二指并拢，用指腹按揉百会穴 3~5 分钟，以有酸胀感为度。

定位

本穴位于头部，前发际正中直上 5 寸。

百会穴

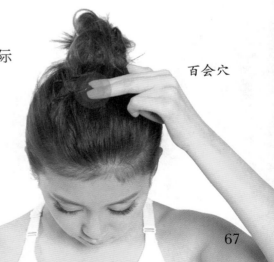

按揉三阴交穴

取穴原理	三阴交穴是脾经、肾经、肝经的交会穴，可治这三条经上的病症，可调补肝、脾、肾，安神补虚。
功效主治	健脾利湿，兼调肝肾。主治高血压、脾胃虚弱、消化不良、水肿、膝脚痹痛、失眠等。
穴名解读	"三阴"，足三阴经；"交"，交会。足部三条阴经中的气血物质在该穴交会。该穴物质有脾经提供的湿热之气，有肝经提供的水湿风气，有肾经提供的寒冷之气，三条阴经之气血交会于此，故名"三阴交"。

操作方法

用拇指指腹按揉三阴交穴3~5分钟，以有酸胀感为度。

定位

本穴在小腿内侧，足内踝尖上3寸（即除拇指外其余4根手指并起来的宽度），胫骨内侧缘后方。

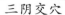

三阴交穴

取穴原理	足三里穴为足阳明胃经的合穴、胃下合穴，有调理脾胃、补中益气的功效。
功效主治	平冲降逆，健脾益气。主治高血压、糖尿病、呃逆、嗳气、痢疾等。
穴名解读	"足"，足部；"三里"，指穴内物质作用的范围。从犊鼻穴传来的地部经水到达本穴后散于本穴的开阔之地，经水大量气化上行于天，形成一个个较大"气血场"，如三里方圆之地，故名"足三里"。

按揉足三里穴

操作方法

用拇指指腹按揉足三里穴3~5分钟，以有酸胀感为度。

定位

本穴在小腿外侧，外膝眼下3寸。

足三里穴

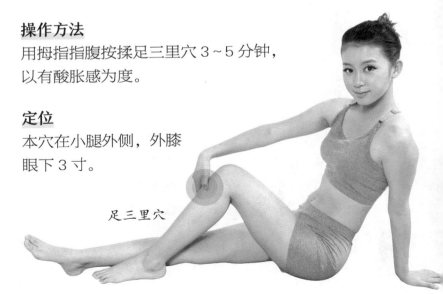

<table>
<tr><td rowspan="3">按揉膈俞穴</td><td>取穴原理</td><td>膈俞穴为八会穴之血会，可益气降逆，活血化瘀。</td></tr>
<tr><td>功效主治</td><td>益气，活血，通络。主治呃逆、咳血、便血、心痛、心悸、胸痛、胸闷等。</td></tr>
<tr><td>穴名解读</td><td>"膈"，心之下、脾之上；"俞"，同"输"。膈中的气血物质由该穴外输膀胱经，故名"膈俞"。</td></tr>
</table>

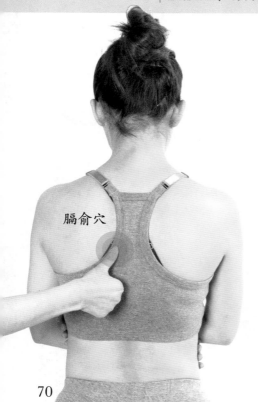

膈俞穴

操作方法

用拇指指腹按揉膈俞穴 3~5 分钟，以有酸胀感为度。

定位

本穴在脊柱区，第 7 胸椎棘突下，后正中线左右旁开 1.5 寸。

气虚血瘀型高血压调理：4 种家常食物

红枣

性味归经：性温，味甘；归脾、胃、心经。

功能：保护肝脏及血管，补气养血。用于心血管疾病等。

用法：生食、煮粥、煲汤。

禁忌：上火便秘、痰热者不宜食用。

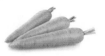

胡萝卜

性味归经：性平（生者偏凉），味甘；归肺、脾、肝经。

功能：降压降糖，增强免疫力。用于高血压、便秘、眼睛干燥等。

用法：凉拌、炒食。

禁忌：育龄妇女及皮肤黄染者不宜摄入过多。

醋

性味归经：性平，味酸、甘；归胃、肝经。

功能：散瘀消积，利尿。用于心血管疾病等。

用法：调味、蘸食。

禁忌：骨质疏松和胃溃疡患者不宜多食。

油菜

性味归经：性凉，味甘；归肝、脾、肺经。

功能：活血化瘀，降脂降压。用于高血压合并高脂血症、肝病等。

用法：炒食、凉拌。

禁忌：消化不良及腹泻者少食。

气虚血瘀型高血压调理：4 种常用中药

黄芪

性味归经： 性微温，味甘；归肺、脾经。

功效主治： 补气升阳，益卫固表。用于脾肺虚弱、心悸、喘咳短气、阴虚盗汗等。

用法： 9~30 克，煎服。

禁忌： 有表实邪盛、气滞湿阻、食积停滞等实证，以及阴虚阳亢者禁服。

丹参

性味归经： 性微寒，味苦；归心、肝经。

功效主治： 活血通经，祛瘀止痛，清心除烦。用于血瘀心痛、脘腹疼痛、热病心烦、心悸失眠等。

用法： 5~15 克，煎服。

禁忌： 不能与藜芦一起服用。

党参

性味归经： 性平，味甘；归脾、肺经。

功效主治： 健脾益肺，养血生津。用于脾胃虚弱、肺虚喘咳、津伤口渴等。

用法： 6~12 克，煎服。

禁忌： 气滞、肝火盛者禁用；邪盛而正不虚者不宜用。

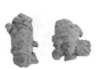

三七

性味归经： 性温，味甘、微苦；归肝、胃经。

功效主治： 散瘀止血，消肿定痛。用于咳血、瘀血肿痛、心胃疼痛等。

用法： 3~9 克，煎服。

禁忌： 孕妇慎服。

药食同源，益气活血：
3 道精选食疗方

材料：党参2克，枸杞子5克。

做法：将党参、枸杞子一起放入杯中，
倒入沸水，盖盖子闷泡5分钟后
即可饮用。

补肝养血

党参枸杞茶

── 功效 ├─

党参可补气养血、补气生津；枸杞子有
养肝明目的功效。二者搭配制茶可补肝、
益气血、振奋精神。

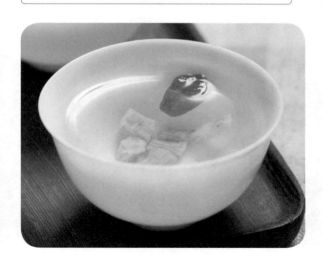

73

笋菇扒油菜

益气活血，降压降脂

材料：油菜200克，冬笋、鲜香菇各50克。

调料：葱末、白糖、盐各4克，蚝油5克，水淀粉、植物油各适量。

做法：

1 冬笋、香菇洗净，切片，油菜洗净，和冬笋一起焯熟后捞出，油菜摆盘。

2 油锅烧热，爆香葱末，倒香菇片、冬笋片翻炒，加蚝油、盐、白糖调味，用水淀粉勾芡，然后盛入盘中即可。

功效

油菜有清热解毒、活血化瘀的功效；香菇可降压降脂、提高人体免疫力；冬笋开胃健脾。三者搭配炒食，不仅清香味美，而且能益气活血，调理高血压。

材料: 白扁豆、莲子各25克, 薏米50克, 红枣6枚, 陈皮3片, 大米30克。

做法:

1 白扁豆、莲子、薏米洗净, 用水浸泡4小时; 大米洗净, 用水浸泡30分钟; 红枣洗净, 去核。

2 锅内加适量清水烧开, 将除陈皮外的所有材料放入, 大火煮开后转小火。

3 煮50分钟后放入陈皮, 继续煮10分钟, 熬至粥浓稠即可。

益气养血

扁豆薏米红枣粥

| 功效 |

红枣补血养颜、益气生津; 莲子养心安神。二者搭配白扁豆、陈皮、薏米、大米煮粥, 有助于理气健脾, 和胃养血。

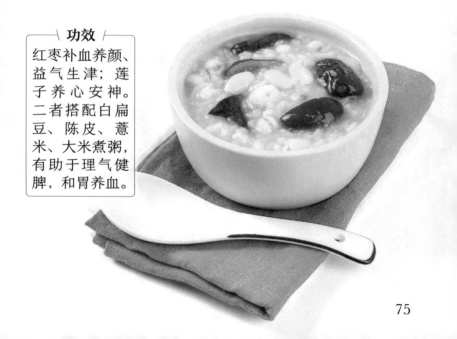

气虚血瘀型高血压调理：4种家用中成药

1 丹七片

活血化瘀。用于血瘀气滞之心胸痹痛、眩晕头痛等。

3 心血宁片

活血化瘀，通络止痛。用于心血瘀阻所致之胸痹、眩晕，以及高血压、冠心病、心绞痛、高脂血症等。

2 养血清脑颗粒

平肝养血，活血通络。用于血虚肝旺所致之头痛、眩晕眼花、心烦易怒、失眠多梦。

4 愈风宁心片

活血化瘀，通络定眩。用于高血压、高脂血症、胸痹、心悸、眩晕等。

六

阴阳两虚型
高血压调理18招
调补阴阳，管控血压

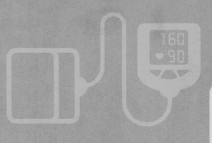

阴阳两虚型高血压有哪些常见表现

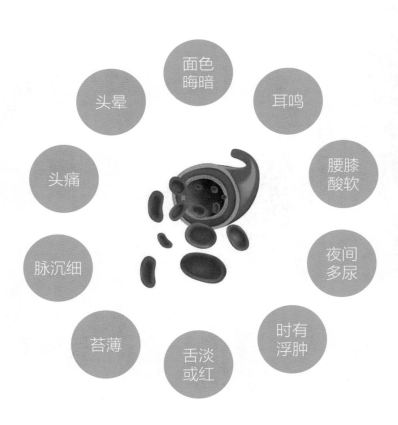

面色晦暗

耳鸣

头晕

头痛

腰膝酸软

夜间多尿

脉沉细

时有浮肿

苔薄

舌淡或红

阴阳两虚型高血压调理: 4 大常用穴位

对症按摩调理方

取穴原理	中医学认为头为"精明之府",百会穴在头顶部正中央,被称为"百脉之宗",能升阳提气,调理气血。
功效主治	平肝息风,升提阳气。主治头痛、头重脚轻、高血压、眩晕、失眠、焦躁等。
穴名解读	"百",多;"会",交会。头为诸阳之会,该穴是足太阳经与督脉的交会处,百病皆治,故名"百会"。

按揉百会穴

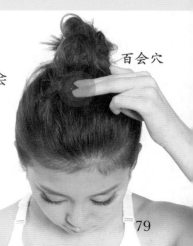

百会穴

操作方法
食、中二指并拢,用指腹按揉百会穴 3~5 分钟,以有酸胀感为度。

定位
本穴位于头部,前发际正中直上 5 寸。

取穴原理	三阴交穴是足太阴脾经、足少阴肾经、足厥阴肝经的交会穴，应用广泛，可健脾益血，调肝补肾，助眠安神。
功效主治	健脾利湿，兼调肝肾。主治高血压、心慌、失眠、头晕、膝脚痹痛等。
穴名解读	"三阴"，足三阴经；"交"，交会。足部三条阴经中的气血物质在该穴交会。该穴物质有脾经提供的湿热之气，有肝经提供的水湿风气，有肾经提供的寒冷之气，三条阴经之气血交会于此，故名"三阴交"。

操作方法

用拇指指腹按揉三阴交穴3~5分钟，以有酸胀感为度。

定位

本穴在小腿内侧，足内踝尖上3寸（即除拇指外其余4根手指并起来的宽度），胫骨内侧缘后方。

三阴交穴

取穴原理	关元又称"下丹田"，是男子藏精、女子蓄血之处，是人体元阴、元阳的蓄积之处。按揉关元穴可大补元气，补益肾精。
功效主治	培元固本，补气回阳。主治肾虚腰酸、脱发等。
穴名解读	"关"，关卡；"元"，元气。关元穴就像人体的一个阀门，在下腹部，属任脉，又为小肠募穴，为人体元阴、元阳关藏之处，故名"关元"。

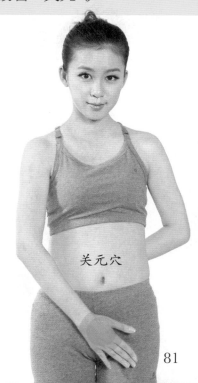

关元穴

操作方法

将掌心置于关元穴处进行主动、环形、有规律的抚摩运动，每次3~5分钟。

定位

本穴位于下腹部，脐下3寸，人体前正中线上。

按揉肾俞穴

取穴原理
肾俞穴是肾的背俞穴，内应肾脏，是肾气转输之处，刺激该穴有益肾气、助肾阳的作用。

功效主治
滋阴益肾。主治高血压、低血压、半身不遂、腰痛、腰膝酸软、疲劳、耳鸣等。

穴名解读
"肾"，肾脏；"俞"，同"输"。肾脏的寒湿水气由此外输膀胱经，故名"肾俞"。

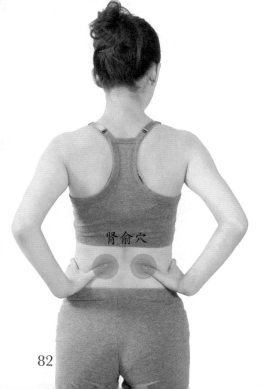

肾俞穴

操作方法
叉腰，用两手拇指按揉肾俞穴3~5分钟，以有酸胀感为度。

定位
本穴在脊柱区，第2腰椎棘突下，后正中线旁开1.5寸。

阴阳两虚型高血压调理：4种家常食物

银耳

性味归经：性平，味甘；归肺、胃经。

功能：生津活血，滋阴补阳。用于高血压、咳嗽、骨质疏松等。

用法：做汤羹、煮粥、凉拌。

核桃仁

性味归经：性温，味甘；归肾、肺、大肠经。

功能：健脑益智，润燥养颜。用于失眠、高血压等。

用法：生食、煮食、炒食。

禁忌：痰多上火者不宜食用；高脂血症患者不宜多食。

芹菜

性味归经：性凉，味辛、甘；归肝、胃、膀胱经。

功能：降压除烦，平肝利水。用于高血压所致之头晕、头痛及便秘等。

用法：炒食、凉拌。

禁忌：血压低、脾胃虚寒、腹泻者不宜过多食用。

兔肉

性味归经：性凉，味甘；归肝、大肠经。

功能：补中益气，滋阴凉血。用于湿痹、口渴、烦躁疲劳、高血压等。

用法：炒食、凉拌。

禁忌：孕妇禁食；虚寒体质及消化不良者慎食。

阴阳两虚型高血压调理：3 种常用中药

熟地黄

性味归经： 性微温，味甘；归肝、肾经。

功效主治： 养血滋阴，补精益髓。用于肝肾阴虚、腰膝酸软、月经不调、耳鸣等。

用法： 9～15 克，煎服；可取适量入丸、散、膏剂。

禁忌： 气滞痰多、脘腹胀痛、食少便溏者忌用。

山药

性味归经： 性平，味甘；归脾、肺、肾经。

功效主治： 补脾养胃，生津益肺，补肾固精。用于脾胃虚弱、肺虚喘咳、腰膝酸软、头晕目眩等。

用法： 15～30 克，煎服。

禁忌： 湿盛中满及有积滞者不宜用。

肉桂

性味归经： 性大热，味辛、甘；归肾、脾、心、肝经。

功效主治： 补火助阳，温经通脉。用于虚喘心悸、腰膝冷痛、失眠、气血不足等。

用法： 1～5 克，煎服，宜后下或焗服；研末冲服，每次1～2 克。

禁忌： 阴虚火旺、里有实热、血热妄行出血者忌服；不宜与赤石脂同用。

药食同源，调补阴阳：3 道精选食疗方

材料： 兔肉 50 克，南瓜 250 克。

调料： 葱花、盐、味精各适量，植物油4 克。

做法：

1 兔肉洗净，切小方块；南瓜去皮去瓤，洗净切块。

2 炒锅内倒入植物油烧至七成热，下葱花炒出香味，放入兔肉翻炒变白，加南瓜块和适量水炖熟，用盐和味精调味即可。

兔肉炖南瓜

补虚养血，调补阴阳

| 功效 |

兔肉滋阴凉血、益智健脑；南瓜补中益气、控血糖。二者搭配食用营养丰富、甘香味美，能补虚养血、调补阴阳。

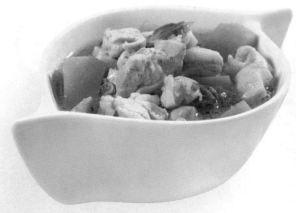

花生红枣山药粥

养血安神，养护血管

材料： 糯米80克，山药50克，花生米30克，红枣6枚。

调料： 冰糖3克。

做法：

1 糯米洗净用水浸泡30分钟；山药去皮，切块；花生米洗净；红枣洗净，去核。

2 锅内加适量清水烧开，加入糯米、花生米、红枣，大火煮开后转小火。待粥七成熟时，倒入山药块继续熬煮至米烂粥稠，加冰糖小火煮5分钟，至冰糖化开即可。

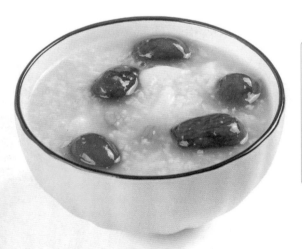

功效

山药补虚强身、促进消化；红枣养血安神、益气生津。二者搭配花生和糯米煮粥，能健脑益智，提高身体抵抗力。

材料: 香蕉 100 克，干银耳 10 克，鲜百合 50 克，枸杞子 5 克。

做法:

1 银耳用清水泡透，去杂洗净，撕成小朵，加水上笼蒸半小时；百合剥开洗净，去蒂；香蕉去皮，切成小片。

2 将处理好的食材放入炖盅中，加适量清水，小火炖半小时即可。

补虚益气

香蕉百合银耳汤

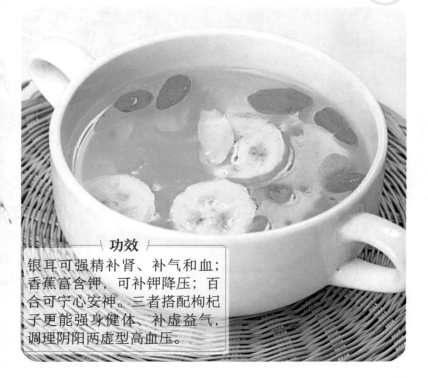

| 功效 |

银耳可强精补肾、补气和血；香蕉富含钾，可补钾降压；百合可宁心安神。三者搭配枸杞子更能强身健体、补虚益气，调理阴阳两虚型高血压。

阴阳两虚型高血压调理：4种家用中成药

1 杞菊地黄丸

滋补肝肾，益精明目。用于肝肾两虚所致之头晕目眩、视物昏花、两目干涩、腰膝酸软等。

3 龟鹿二仙膏

温肾益精，补气养血。用于肾气虚衰，精血不足所致之眩晕耳鸣、视物昏花、肢体麻木、腰膝酸软等。

2 金匮肾气丸

补肾助阳。用于高血压偏阳虚者，症见眩晕、神疲健忘、腰膝酸软、遗精耳鸣、四肢不温等。

4 左归丸

滋肾补阴。用于真阴不足导致的腰酸膝软、盗汗、神疲口燥等。